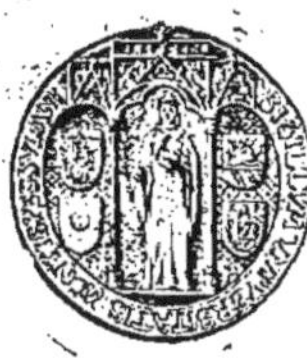

DÉPÔT LÉGAL
HÉRAULT
n° 191
1906

D' Ernest CUREL

Quelques Considérations

Sur un Cas

De Rhumatisme

Chronique

d'Emblée

MONTPELLIER
G. FIRMIN, MONTANE ET SICARDI

T 128
530 d

QUELQUES CONSIDÉRATIONS

SUR UN CAS

DE

RHUMATISME CHRONIQUE

D'EMBLÉE

PAR

Ernest CUREL

DOCTEUR EN MÉDECINE

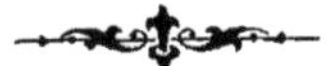

MONTPELLIER

IMPRIMERIE Gustave FIRMIN, MONTANE et SICARDI

Rue Ferdinand-Fabre et Quai du Verdanson

1906

A MON PÈRE, A MA MÈRE

J'offre ma thèse comme gage de mon inaltérable reconnaissance et de mon affectueux dévouement.

A MA SŒUR, A MES FRÈRES

E. CUREL.

AU DOCTEUR CHARLES BIGONNET

Témoignage sincère de la plus vive amitié

A MES PARENTS

A MES AMIS

E. CUREL.

A MON PRÉSIDENT DE THÈSE

MONSIEUR LE DOCTEUR CARRIEU

PROFESSEUR DE CLINIQUE MÉDICALE

E. CUREL.

AVANT-PROPOS

Au moment où la soutenance de cette thèse marque la
fin de notre étape scolaire, nous sommes heureux que cette
occasion nous soit offerte d'adresser publiquement à tous
nos Maîtres en Médecine, l'assurance de notre profonde
gratitude.

Que Monsieur le professeur Carrieu, qui pendant toute
la durée de nos études médicales a été notre maître, particulièrement suivi et écouté, veuille croire à notre respec-
tueuse reconnaissance pour les conseils éclairés qu'il nous
a prodigués et pour le très grand honneur qu'il nous fait
en acceptant aujourd'hui la présidence de ce travail.

Nous remercions vivement notre vieil ami de lycée Monsieur le docteur Godlewski, interne des Hôpitaux, de l'a-
mabilité avec laquelle il a facilité notre tâche.

Nous conservons de notre séjour à l'Hôpital de Monaco
le meilleur souvenir pour l'accueil bienveillant et les bons
conseils que nous y reçûmes de Messieurs les docteurs
Caillaud et Marsan. Nous nous rappelons volontiers les
excellentes relations que nous y eûmes avec Monsieur Ber-
nin, pharmacien en chef, dont nous avons pu apprécier
l'exquise affabilité autant que le grand savoir. Nous assu-
rons surtout de notre sincère reconnaissance Monsieur le

docteur Colignon, médecin en chef, dont nous fûmes l'interne pendant longtemps et qui par la confiance la plus
étendue dont il voulut bien nous favoriser, nous permit
d'acquérir librement une expérience médicale pratique
que nous apprécierons encore mieux plus tard.

QUELQUES CONSIDÉRATIONS

SUR UN CAS

DE

RHUMATISME CHRONIQUE

D'EMBLÉE

INTRODUCTION

Parmi les questions pleines de difficultés qui se présentent en clinique, celle du rhumatisme chronique a été souvent agitée et discutée de bien des façons. Elle est toujours d'actualité puisque, au récent Congrès de Liège, elle a été reprise et l'on n'est pas encore parvenu à une classification naturelle et précise au point de vue clinique de ces affections.

C'est que, malgré tant de travaux effectués par des auteurs d'élite, il faut reconnaître que la conception du rhumatisme chronique est bien restée ce qu'elle était jadis.

« Une pathogénie obscure, une essence indéterminée, une étiologie *a frigore*, un caractère en général douloureux, une localisation principalement articulaire ; tels sont les attributs ordinaires des affections rhumatismales » (Verhogen). Elles sont en général caractérisées par ce fait que ce sont des arthropathies que « l'observation et le temps ont fait rattacher à l'influence dominante du froid humide, reconnu comme cause génératrice des maladies dites rhumatismales » (Teissier).

Au temps de Baillou, les rhumatismes chroniques constituaient un tout clinique qui, petit à petit, fut démembré. Les travaux modernes surtout ont contribué largement à ce démembrement. On a voulu diviser, retrancher, décrire sous des noms particuliers des tableaux cliniques que l'on s'est efforcé de différencier. Toutes ces études, tous ces essais ne nous ont pas éclairés davantage sur la cause première de ces différents rhumatismes. Dans ce vaste champ d'études on a cherché à faire des morcellements et Baillou sépare déjà la goutte du rhumatisme. Ce sont surtout les travaux de Roques et Teissier qui ont contribué à créer des groupes différenciés par leurs caractères cliniques. D'autres travaux de nombreux auteurs ont classé les rhumatismes suivant leurs causes :

Rhumatisme, ou pseudo-rhumatisme infectieux, toxique, rhumatisme blennorragique, rhumatisme tuberculeux, etc. On ne saurait où s'arrêter dans cette voie tant sont variables dans leur apparence les différentes modalités pathologiques du rhumatisme : tant sont nombreuses les arthropathies de causes différentes, parfois inconnues, le plus souvent problématiques.

Pour les anciens, le domaine du rhumatisme était immense et ses limites imprécises. Toutes les lésions qui frappaient les articulations en s'accompagnant de douleur, de gonflement et d'impotence rentraient dans la grande classe des rhumatismes.

Les recherches modernes nous ont bien mieux fait connaître certaines modalités de ces manifestations articulaires et, en particulier, nous ont appris à connaître les rapports qui existaient entre ces troubles articulaires et certaines lésions viscérales ; elles ne nous ont encore pas fait connaître la cause première de ces altérations anatomiques.

C'est que si, en effet, dans ce vaste champ du rhumatisme, en général, on a tracé des limites plus précises, si on a élevé des barrières pour séparer plus nettement des productions différentes, si on a distingué et catégorisé des faits variés, on n'est pas arrivé à connaître mieux les éléments constituants du terrain lui-même.

C'est surtout sur la question du rhumatisme chronique que l'on discute depuis longtemps et le jour n'est pas encore fait malgré l'amoncellement des travaux que l'on possède aujourd'hui.

On est parvenu cependant à séparer bien des syndromes, bien des entités morbides, tous différents du rhumatisme sous lequel on les connaissait autrefois et ce dernier terme prend un sens plus précis à mesure qu'on élimine de son groupe tout ce qui en faisait jadis partie, n'ayant pu être encore rangé dans d'autres catégories.

MM. Teissier et Roques, dans une conception plus générale de ces affections, ont comparé diverses observations, et se basant sur les faits cliniques de chacune d'elles, ont pu dégager un certain nombre de types suffisamment définis, dont on ne saurait contester l'existence en tant que syndromes précis, bien que leur origine et leur nature soient entièrement inconnues.

Aussi, en lisant la classification de M. Teissier, il semble qu'en présence d'un rhumatisme chronique, il soit facile de le faire entrer dans un groupe ou dans l'autre. Nous avons essayé d'appliquer cette méthode à l'observation que nous rapportons ici ; à la simple lecture qu'on en fait, il est facile de se rendre compte que cela est impossible.

Si les cadres que MM. Roques et Teissier ont eu le réel mérite de tracer pour les différentes modalités cliniques du rhumatisme, ont une valeur incontestable, et peuvent rendre d'appréciables services pour le diagnostic d'un cas difficile, il faut reconnaître cependant que ces cadres ont des limites encore bien artificielles et nombreuses sont les observations qui par leurs caractères multiples appartiennent en même temps à l'un et à l'autre groupes.

Est-ce dire qu'il faille détruire cette œuvre de classification ? Nous ne le pensons pas, bien au contraire : mais les cas que nous ne pouvons encore classer dans une seule catégorie sont là pour nous prouver que la question du rhumatisme chronique est loin d'être résolue. Nous voyons aussi que le rhumatisme chronique est multiple, protéiforme et qu'il faudra dans son étude tenir toujours un grand compte du terrain : notion importante qui prime toutes les autres. S'il y a, en effet, « des rhumatismes chroniques », il y a surtout « des rhumatisants ».

Ce qui fait la maladie : ce peut être l'infection, l'agent morbide, les symptômes suivant les notions admises par les différentes écoles ; mais ce qui fait encore la maladie, c'est le sujet ; c'est le mode de manifestations, de réactions cliniques qu'il apporte à la cause morbide. Cette importante notion de pathologie générale, soutenue par la vieille école Montpelliéraine, doit s'appliquer aussi à l'histoire du rhumatisme chronique. Ce qui fait la multiplicité et la variabilité du rhumatisme chronique, c'est un terrain sur lequel il apparaît.

Laissant de côté les diverses désignations du rhumatisme chronique, on peut toutefois distinguer facilement : 1° un rhumatisme chronique secondaire, c'est-à-dire qui succède aux manifestations aiguës du rhumatisme articulaire franc ; 2° un rhumatisme chronique d'emblée, primitif.

Cette division, faite par bien des auteurs qui se sont efforcés de trouver les caractères distinctifs des deux groupes, n'est cependant pas complètement admise par Verhogen. Pour cet auteur, ce qui sépare ces deux groupes, ce n'est que la notion clinique de l'existence antérieure d'une polyarthrite rhuma-

tismale ; pour lui, aucune autre donnée clinique, pathogénique, étiologique ne peut être invoquée dans le but d'établir
cette séparation.

Quoi qu'il en soit, nous voulons retenir seulement pour
l'instant que le rhumatisme chronique peut être secondaire
ou primitif.

Ce que nous venons d'écrire est nécessaire pour comprendre le sujet de notre thèse et l'intérêt de la question.

Nous voulons seulement nous occuper ici du rhumatisme
chronique d'emblée, c'est-à-dire de celui qui survient chez un
sujet dans les antécédents duquel on ne retrouve pas trace
d'une arthrite rhumatismale antérieure aiguë, et du rhumatisme général laissant de côté les cas de rhumatisme par-
tiel.

Dans l'observation que nous rapportons et qui a été le point
de départ de ce mémoire, il s'agit d'une maladie qui a présenté des manifestations articulaires dont l'évolution se dis-
tingue par sa chronicité d'emblée du rhumatisme vrai ordinaire et dont l'étiologie ne révèle aucune infection ni intoxication.

C'est un rhumatisme vrai, mais chronique d'emblée, et ce
cas présente des particularités cliniques intéressantes qui s'op-
posent à ce que nous le fassions entrer dans l'une ou l'autre
catégorie nosologique du rhumatisme chronique. Il nous offre
un type spécial intéressant à étudier et à propos duquel nous
pourrons chercher à établir les relations du rhumatisme vrai
chronique primitif et d'emblée avec le groupe général des rhumatismes.

Nous allons suivre dans cette étude l'ordre suivant :

Nous publions tout d'abord l'observation qui constitue la
base de notre travail.

Nous la faisons suivre de quelques considérations utiles
pour la compréhension des autres chapitres.

Dans le second chapitre, nous passons rapidement en revue les différentes formes du rhumatisme chronique admises actuellement. Nous pouvons alors aborder la discussion de notre observation et voir si nous pouvons la classer dans une de ces catégories que l'on considère comme classiques.

Nous étudions enfin en dernier lieu l'étiologie et la pathogénie de cette forme de rhumatisme chronique d'emblée, autant de points intéressants qui ont une importance pour les indications diététiques et thérapeutiques qui doivent diriger le traitement de cette affection.

Enfin, nous tâchons de tirer quelques conclusions de l'ensemble de cette étude.

CHAPITRE PREMIER

OBSERVATION INÉDITE

Due à l'obligeance du docteur Godlewski, interne des hôpitaux
Rhumatisme vrai chronique d'emblée

Mlle B. V..., 22 ans, domestique, entre à l'Hôpital Suburbain, salle Bichat, n° 11, le 20 avril 1906, pour douleur et tuméfaction des chevilles, des poignets, des coudes et des épaules avec mouvements difficiles.

La malade fait remonter le début de sa maladie au mois d'octobre 1904. Elle travaillait dans un rez-de-chaussée humide, couchait dans une chambre froide. Une nuit brusquement, elle ressent une vive douleur au *poignet droit*. Le lendemain, le poignet se gonfle ; elle ne peut plus fléchir la main droite, éprouve une sensation de brûlure autour de cette région rouge, chaude, tuméfiée. Tout disparaît au bout de 24 heures, sans laisser de traces. Il faut noter que la migraine dont se plaignait assez souvent la malade, a disparu depuis cette première atteinte.

Huit jours après : deuxième crise brusque survenant le matin et localisée *au poignet gauche*, avec les mêmes phénomènes qui s'étaient présentés pour le poignet droit, lequel cette fois n'est pas atteint. Même durée éphémère.

Elle continue ainsi à travailler ; tous les quinze jours, ou toutes les trois semaines, elle a de légères atteintes au niveau des poignets. En mars 1905, on lui fait prendre de l'iodure de potassium.

Elle avait légèrement maigri pendant cette période et l'appétit était un peu diminué, mais la malade ne présentait aucun autre signe.

En avril 1905, elle éprouve une atteinte un peu plus grave au cours de laquelle les chevilles se prennent. Il y a une tuméfaction douloureuse remontant un peu plus haut sur les jambes, *mais respectant entièrement les orteils* ; les douleurs comparables à des brûlures, sont perçues au travail comme au repos. Les poignets sont également pris. Cependant la malade peut tant bien que mal se livrer à son petit travail.

Mais à partir de cette époque, les douleurs ne la quittent plus. Elle va passer trois mois à la montagne ; prend des quantités d'iodure, du salicylate ; les douleurs et la tuméfaction persistent quand même aux poignets et aux chevilles. Cependant l'appétit devient excellent et la malade même engraisse dit-elle.

En octobre, revenue de la montagne, notre malade brusquement éprouve une nouvelle crise de rhumatisme qui atteint d'abord l'épaule et le coude gauche, puis l'épaule et le coude du côté droit. Ici encore, mêmes douleurs et même tuméfaction de l'articulation.

Avec cette poussée coïncide une diminution des manifestations du côté des membres inférieurs.

A partir de cette époque, les mouvements des membres supérieurs deviennent plus difficiles. Les articulations (épaule, coude, poignets des deux côtés, mais surtout à gauche), sont un peu moins douloureuses qu'au début, mais fonctionnent difficilement.

Cet état persistant pendant des mois avec aggravation lente la décide à entrer à l'Hôpital.

Antécédents héréditaires. — Père rhumatisant ayant une atteinte chaque année.

Antécédents personnels. — Règles à 16 ans, douloureuses, régulières ; pas de pertes blanches ; anémie légère ; danse de saint Guy à l'âge de 12 ans ; épistaxis dans le jeune âge ; migraines fréquentes.

État actuel. — La malade bien portante, figure un peu rouge, non anémiée, accuse le jour de son entrée, des douleurs assez vives au niveau des articulations du cou de pied et des membres inférieurs.

Les articulations du pied sont rouges, tuméfiées, les mouvements cependant se font assez bien, il n'y a pas ankylose ; les réflexes sont normaux.

Du côté des mains : œdème généralisé un peu moins prononcé aux doigts ; aux poignets, tuméfaction douloureuse ; les mouvements sont difficiles, la flexion de la main sur l'avant-bras est assez limitée. Les mouvements de supination sont impossibles.

Les coudes sont légèrement fléchis à angle très obtus. La flexion est possible, mais l'extension est limitée.

Les épaules présentent la même tuméfaction douloureuse, rouge. Mouvements de flexion et adduction possibles, mais les mouvements d'abduction et de rotation sont vite limités. C'est le côté gauche qui est le plus pris.

La palpation permet de sentir les masses péri-articulaires dures déprimant l'articulation, formant en quelque sorte une légère ankylose de ces articulations.

La malade ne peut s'habiller, ni se coiffer.

Il n'y a pas de craquements articulaires ; les douleurs sont continues à exacerbations au moindre mouvement, comparables à des sensations de brûlures.

La malade marche à petits pas, les jambes raides.

Pas de température ; état général excellent, bon embonpoint ; appétit conservé, *légère constipation*, la malade ne tousse pas, ne crache pas, n'est pas essoufflée, n'a pas de palpitation en montant les escaliers ; quelques crampes et sensations de fourmis dans les membres inférieurs.

L'examen du cœur montre un premier bruit soufflé à la pointe ; un deuxième bruit très marqué.

Rien aux poumons, aucun stigmate d'hystérie, poids 61 kilogs.

On ordonne : frictions au salicylate de méthyle ; 2 grammes de salol en quatre cachets.

26 avril. — Les analyses d'urine faites le 23 et le 26 montrent une légère diminution du coefficient azoturique et des chlorures.

L'épreuve radiographique des mains et des poignets nous montre des lésions intéressantes : c'est tout d'abord une atrophie osseuse très marquée avec altération des os : déformation, élargissement des têtes articulaires ; il faut noter aussi en certains points, la disparition des cartilages articulaires. Ce sont des lésions qui rappellent plutôt celles du rhumatisme déformant. Au niveau du poignet l'image est diffuse dénotant un travail important d'inflammation chronique.

Le 26, la malade a une légère poussée douloureuse du côté des chevilles qui ne persiste pas. On supprime les cachets de salol.

3 mai. — Les douleurs sont un peu plus vives, coïncidant avec l'apparition des règles.

5 mai. — État stationnaire : on donne à la malade du « vanadiol », X gouttes avant chaque repas. Poids de la malade 59 kilogs.

Telle est l'observation qui nous a paru intéressante. On a fait très souvent les analyses d'urine. L'examen chimique et

cryoscopique de ces urines nous seront d'un grand secours
pour la pathogénie de ce cas clinique .

Les moyennes observées ont été les suivantes : la quantité
variait pour 24 heures de 1.200 à 1.400 grammes d'une urine
acide.

Pour cette quantité moyenne d'urine et par 24 heures, l'examen chimique a relevé :

Urée	de 20 à 24 gram. par 24 heures	
Acide urique . . .	0.63 — 0 64 — 0.40	—
Phosphates	1.75 — 1.26 — 1.70	—
Chlorures	10.66 à 17.28	—

Pas de sucre, ni d'albumine.

En somme, taux normaux ou presque normaux pour l'urée,
l'acide urique et les chlorures ; diminution de l'élimination
des phosphates.

A quatre reprises différentes, on a recherché le coefficient
azoturique, c'est-à-dire le rapport de l'azote uréique à l'azote
total et chaque fois on a trouvé un chiffre très faible : 84, 87.

En résumé, il y a donc ralentissement de la nutrition, mauvaise élaboration des ingesta et mauvaise élimination des
excreta.

L'examen cryoscopique est venu corroborer et compléter
ces résultats :

L'examen cryoscopique, fait le 11 mai 1906, nous montre :

$$\Delta = 1°43$$
$$Nacl = 13 \text{ gr. } 80$$

Quantité d'urine en 24 heures = 1150 gr.
Poids de la malade . . . . == 59 k. 600

Or $\dfrac{\Delta V}{P}$ = 2750 molécules totales, donc chiffre un peu faible

$\dfrac{\delta v}{P} =$ 1100 molécules élaborées : indique une insuffisance de
dépuration rénale.

— 20 —

$$\frac{\Delta}{\delta} = 2{,}50 : \text{Rapport trop élevé pour } \frac{\Delta V}{P} = 2500 \text{ car } \frac{\Delta}{\delta} \text{ ne doit pas dépasser } 1{.}40.$$

Ce rapport indique aussi une insuffisante dépuration rénale.

En résumé, de l'examen chimique et cryoscopique des urines découle ce fait important que chez notre malade il y a un ralentissement de la nutrition. Les échanges se font mal : les oxydations et les combustions sont incomplètes, laissant dans l'organisme des poisons qui ne seront pas éliminés par les reins d'une manière suffisante, puisqu'il y a déjà insuffisance rénale toute fonctionnelle.

Nous devons donc retenir ce premier point de l'observation.

Mais en dehors de ce terrain arthritique que présente notre malade, il y a des antécédents héréditaires rhumatismaux très nets. Elle même a une chorée à l'âge de 12 ans ; des migraines plus tard ; or, chorée et migraines sont l'apanage du rhumatisme.

Il faut remarquer, en outre, le jeune âge de la malade ; l'absence de toute manifestation aiguë fébrile de rhumatisme vrai ou de tout autre affection pouvant provoquer des arthropathies.

Nous devons noter, au point de vue des manifestations articulaires, le début par des articulations moyennes du poignet avec extension aux grandes, mais en respectant les orteils. Nous avons assez insisté sur les résultats de la radiographie pour ne point y revenir.

Ce qui caractérise la maladie, c'est aussi *la douleur* qui empêche les mouvements plutôt que la lésion articulaire. Il y a cependant des gonflements peu intra-articulaires, mais plutôt extra-articulaires ; le gonflement est presque de l'œdème et non du gonflement inflammatoire peu douloureux à la pression et sans rougeur de la peau le plus souvent.

L'impotence est survenue assez vite, due d'abord à la douleur, elle a été ensuite produite par les lésions articulaires ou péri-articulaires.

En résumé, ce cas est en réalité plus compliqué qu'il ne paraît au premier abord et nous allons voir qu'on ne peut le faire entrer dans aucune des catégories de rhumatisme chronique.

CHAPITRE II

LES FORMES CLINIQUES DU RHUMATISME CHRONIQUE D'EMBLÉE, PRIMITIF

Il convient donc, pour essayer de voir dans quelle catégorie nosologique nous devons classer notre observation, que nous connaissions d'abord quelles sont ces catégories.

Or, avec Teissier et Roques il est admis généralement que trois grandes catégories d'arthropathies chroniques se présentent. Ces catégories seraient aussi bien différenciées dans leurs conditions étiologiques ou de développement que dans leur substratum anatomique et leur évolution même.

Ce sont : *la polyarthrite déformante ; les rhumatismes chroniques d'infection ; les syndromes arthropathiques chroniques diathésiques.*

Etudions rapidement les caractères que ces auteurs donnent à chacune de ces catégories :

A. — *Arthropathie déformante primitive*

Cette forme est caractérisée par un certain nombre de symptômes précis : les manifestations articulaires sont généralement multiples ; elles ont une tendance progressive et envahissante s'étendant des petites articulations aux grosses

jointures des membres et frappant des articulations symétriques.

Ces phénomènes arthropathiques sont ordinairement précé-
dés des phénomènes sensitifs (crampes, fourmillements et spasmes) ; ils aboutissent à des déformations caractéristiques
(mains en coup de vent, type de flexion Vidal et Besnier, type
d'extension, type rectiligne, etc.), les déformations s'accompagnent de productions ostéophytiques.

Les lésions anatomiques sont caractéristiques : lésions péri-
articulaires avec tissu fibreux de néoformation et productions
osseuses. La synoviale est épaissie ; lésions de cartilage et
des os très importantes (Renaut et Barjon) surtout bien étu-
diées par la radiographie. C'est la disparition des espaces
clairs, répondant aux cartilages inter-articulaires ou leur altération au niveau des déformations. C'est la pénétration des
extrémités osseuses dans les jointures déformées ; les extrémités des phalanges sont boursouflées et recouvrent les autres extrémités en voie d'amincissement.

A côté de ces altérations typiques, il faut noter les productions ostéophytiques, les lésions des muscles allant de l'atrophie simple à la myosite interstitielle : enfin, les troubles tro-
phiques (Lancereaux) (sclérodactylie, œdèmes vaso-moteurs,
éléphantiasis, etc., etc.).

L'évolution comprend une première période de troubles sensitifs sans troubles urinaires (le coefficient urotoxique restant
presque normal) suivi de la deuxième période que caractérise
l'apparition progressive et symétrique des déformations. La
maladie entre ensuite dans la troisième période terminale dite
de cachexie. Elle évolue le plus souvent vers le mal de Bright
ou la tuberculose.

A ces divers signes il faut ajouter que la maladie est rare
dans l'enfance ; qu'elle s'accompagne rarement d'endocardite
(faits de Grancher, Variot, etc.).

Ce sont là les principaux caractères que Teissier assigne à cette affection.

Pour ce qui est de la nature et de la pathogénie de cette arthropathie déformante, on s'accorde généralement pour en faire une affection tropho-névrotique d'origine toxi-infectieuse. Elle résulterait de l'action lente et prolongée de toxines modifiées ou vieillies, touchant d'abord les méninges spinales, puis les racines rachidiennes ; plus rarement enfin, les nerfs périphériques (Pitres et Vaillard), aboutissant ainsi par voie tropho-névrotique à la production de l'arthrite déformante. Quant à la nature de ces toxines et du poison elle reste à étudier.

Le froid ou l'humidité agirait par l'intermédiaire d'un germe spécial ou à l'aide d'une toxine ; il faut, sans doute, avant tout, *un terrain préparé au préalable*, soit par un tempérament acquis, soit par une prédisposition héréditaire (Teissier, Poncet considérant cette affection comme para-tuberculeuse ou para-cancéreuse).

En résumé, cette forme semble présenter des caractères cliniques précis, une évolution caractéristique. Quant à son étiologie, à sa pathogénie, c'est le froid et l'humidité, l'infection, qui en constituent la base.

B. — *Rhumatisme chronique d'infection*

Toutes les infections capables de produire l'arthrite aiguë ou subaiguë peuvent être causes de rhumatisme chronique. Telles sont les infections à streptocoques, à staphylocoques, la scarlatine, la dysenterie, la blennorragie, la tuberculose, etc. Nous laisserons de côté toutes ces infections en ayant grand soin toutefois d'insister sur ce fait qu'elles déterminent du rhumatisme et non du pseudo-rhumatisme. Car, comme l'ont dit Packard et Charrin, et bien d'autres auteurs encore :

il n'y a point un rhumatisme vrai à côté d'un rhumatisme faux ; il y a seulement des rhumatismes à agents étiologiques différents et à pathogénie identique. C'est ainsi qu'il y a un rhumatisme chronique gonococcique, tuberculeux sur lesquels nous ne voulons pas insister et qui ont tous deux une tendance bien marquée vers l'ankylose.

Nous arrivons rapidement au vrai rhumatisme chronique d'emblée. Bien que Charcot ait écrit « que le rhumatisme chronique articulaire succède au rhumatisme articulaire aigu, comme la pneumonie chronique succède à la pneumonie aiguë », plusieurs auteurs se sont refusés à admettre cette relation étroite entre les deux formes du rhumatisme aigu et du rhumatisme chronique (Ecole anglaise. Stockmann).

Il est admis actuellement, non seulement que le rhumatisme chronique peut être secondaire et consécutif à des poussées de rhumatisme aigu, mais qu'il existe également un rhumatisme primitif d'emblée. Que signifie ce dernier terme ?

La pathogénie de ce rhumatisme sera celle du rhumatisme articulaire aigu auquel on attribue une origine infectieuse, bien que l'on soit tout à fait ignorant de l'agent d'infection.

C'est donc un rhumatisme d'infection et d'infection rhumatismale, c'est-à-dire un rhumatisme dans lequel l'agent infectieux, tout inconnu qu'il soit encore, frappe d'emblée la synoviale et les tissus blancs péri-articulaires avec tendance très marquée à l'ankylose.

Or, à cette classe de rhumatisme chronique vrai primitif on a voulu décrire des caractères pathognomoniques qui le différencient du groupe précédent.

C'est d'abord l'absence des troubles sensitifs qui caractérisent la première période de l'arthrite déformante déjà étudiée avec un caractère plus marqué et plus précoce des spasmes et des rétractions tendineuses indiquant ainsi une tendance à l'ankylose rapide. Il faut noter la localisation rapide et prédominante sur la synoviale articulaire sensible avec lésions plus atténuées du cartilage et des os.

Ici le processus est plus rarement envahisseur. L'affection frappe d'emblée les articulations qu'elle déformera ; le rhumatisme n'est pas symétrique et présente une tendance à la répression.

Il y a également des formes partielles que nous laissons de côté et des formes générales, mais dans ce dernier cas, il y a atteinte d'un moins grand nombre de jointures que dans la polyarthrite déformante.

Il semble donc, en résumé, que cette forme de rhumatisme chronique d'emblée soit bien limitée par des caractères cliniques nets et précis. Elle se caractérise par sa nature rhumatismale et cette localisation du processus à la synoviale, ces caractères de douleur, de processus un peu restreint à certaines articulations et susceptible de régression ne sont que le reflet de l'origine rhumatismale vrai au sens où l'on entend le rhumatisme articulaire aigu.

Enfin, pour compléter la ressemblance, il faut ajouter que cette affection survient surtout chez les sujets jeunes et que le plus souvent elle se complique de lésions cardiaques d'endocardite.

Nous aurons à voir plus loin si cette forme en clinique se rencontre toujours avec des caractères aussi nets que ceux décrits pour la différencier.

C. — *Arthropathies chroniques toxiques, diathésiques.*

Tous les auteurs ne rangent pas ce troisième groupe d'arthropathies dans les rhumatismes chroniques.

Cependant ne serait-ce que par le fait qu'il s'agit encore ici de manifestations arthralgiques influencées par le froid et l'humidité, il nous semble logique d'admettre ce groupe, dans le seul but de le différencier des groupes précédents.

On désigne sous ce nom toutes les manifestations articulaires chroniques, d'origine toxique (toxines exogènes, alcool, plomb, etc., endogènes et auto intoxications, digestive, rénale, etc. ; diathésiques, goutte, diabète, etc.).

Donc, au point de vue pathogénique, il ne s'agit plus ici d'agent infectieux, mais de poisons agissant au niveau des jointures pour déterminer de véritables arthropathies.

Ces arthropathies, d'ailleurs, présentent des caractères vraiment spécifiques. Le processus ne frappe jamais (primitivement tout au moins) le cartilage. Dans les radiographies de jointures déformées, le cartilage intra-articulaire est toujours conservé.

Les déformations osseuses, les boursouflures, les nodosités prennent à la radiographie une teinte blanchâtre, preuve de leur origine. Très souvent, l'article est sain, les lésions étant restées péri-articulaires, avec formation fréquente d'ostéophytes et dépôts uratiques.

La localisation est prédominante sur les petites jointures. mais on doit noter leur faible tendance à l'extension et enfin l'apparition de petites poussées douloureuses plus ou moins fréquentes. Il faut noter, en outre, la fréquence des lésions vasculaires prenant les artères et les veines (sclérose, artériosclérose et ses conséquences) avec l'hypertension vasculaire qu'il faut opposer à l'hypotension du rhumatisme articulaire déformant et qui tient sous sa dépendance l'insuffisance rénale.

Il faut, en effet, noter chez tous ces malades une diminution des échanges, de l'hypo-azoturie, une diminution des coefficients d'oxydation et du coefficient azoturique.

En résumé, il s'agit là d'arthropathies diathésiques à manifestations spécifiques affectant d'étroits rapports avec la gout-

le. La notion de terrain est évidemment importante à retenir
ici : les manifestations surviennent surtout chez les ralentis
de la nutrition : les uricémiques, chez qui les oxydations se
font mal, chez les intoxiqués par une mauvaise nutrition.

Nous avons donc ainsi passé en revue les formes cliniques
du rhumatisme chronique primitif, et il semble, après la discussion de ces trois formes, que l'esprit possède assez de
points de repère pour avoir en clinique une précision suffisante.

Il n'en est rien cependant pour un grand nombre de circons-
tances, car il existe encore des cas mixtes admis par Teissier
dans son rapport au Congrès de Liège ; cas mixtes ou inter-
médiaires pas très fréquents, disait cet auteur. Nous les
croyons, au contraire, plus fréquents qu'on le dit.

De ce qui précède, nous concluons donc qu'il existe des
formes de rhumatismes chroniques à caractères cliniques dis-
tincts qui se différencient nettement.

Au point de vue pathogénique, nous avons vu qu'en somme
il s'agissait toujours d'une toxi-infection dont l'agent le plus
souvent est inconnu et dont les manifestations sont en rapport avec le terrain dans la majorité des cas. Le moment nous
semble donc venu de voir si nous pouvons faire entrer le cas
qui nous occupe dans l'une des catégories que nous avons
rapidement décrites.

CHAPITRE III

DISCUSSION

Revenons à l'observation que nous avons présentée au chapitre premier et comparons-la aux formes de rhumatisme chronique pour voir dans quelle catégorie nous pouvons la placer. Voyons les points de ressemblance ou les différences de cette observation avec chacune des trois formes rhumatismales chroniques.

Avons-nous affaire à un rhumatisme chronique déformant ? Comme dans cette affection, nous avons eu une évolution progressive sans rétroversion, il y a eu symétrie relative au début ; il est vrai qu'elle n'a pas persisté et que les lésions ont surtout été importantes du côté droit.

Les lésions anatomiques ont de grands points de ressemblance et la radiographie nous a signalé également l'altération des cartilages articulaires, la déformation des extrémités des phalanges, enfin une atrophie osseuse très marquée. Il y avait également des lésions péri-articulaires.

De cet ensemble de signes anatomiques, nous ne pouvons que conclure à une étrange ressemblance avec le rhumatisme déformant.

Et cependant, il y a des différences nombreuses tirées de l'étiologie, de la clinique, de l'anatomie qui semblent devoir s'opposer entièrement à cette assimilation.

Il est à remarquer que si les déformations osseuses ont été constatées à la radiographie, à aucun moment il n'y a eu cette tuméfaction si nette dans le rhumatisme déformant.

Les lésions n'ont pas été absolument symétriques, mais se sont, semble-t-il, localisées par la suite à quelques articulations du côté droit (épaule, coude, poignet), se sont portées de préférence sur les jointures moyennes, altérant à peine les petites articulations (mains) et laissant indemnes certaines autres (pieds).

L'évolution ne nous a pas présenté ces périodes que Teissier considère comme caractéristiques ; les troubles sensitifs prémonitoires ont fait défaut. Enfin, en dernier lieu, l'âge de la malade, les antécédents nettement rhumatismaux éloignent cette forme de rhumatisme chronique de la polyarthrite déformante et semblent, au contraire, la rapprocher du second groupe, celui du rhumatisme chronique d'infection.

En effet, tout d'abord, l'âge de la malade semble le prouver. Il faut également songer que nous avons ici le véritable terrain rhumatismal avec troubles de nutrition ; cette malade a eu une chorée dans le jeune âge et nous savons combien ce syndrome choréïque est rattaché de plus en plus dans la plupart des travaux modernes à la notion de rhumatisme.

La chorée serait fonction de rhumatisme.

Mais il y a plus : notre malade a une forte hérédité rhumatismale ; enfin, le rôle que le froid et l'humidité semblent avoir joué dans la genèse de cette affection sont encore en faveur du rhumatisme vrai.

Comme dans ces formes de rhumatisme d'infection, il y a eu des lésions périarticulaires, des lésions de la synoviale ; il y a également cette évolution qui se fait au début par poussées passagères mono-articulaires avec gonflement, tuméfaction et douleur, indices du rhumatisme, puis localisation rapide sur certaines articulations aboutissant ainsi à l'ankylose.

Et cependant il manque encore bien des signes pour en faire d'une façon certaine un rhumatisme d'infection. Et tout d'abord, comme nous l'avons déjà fait remarquer dans les réflexions qui suivent l'observation (chapitre premier), nous ne trouvons aucune trace d'infection ou d'intoxication antérieure que l'on puisse invoquer comme agent causal, comme agent étiologique. Notre cas est tout à fait libre de ces infections, c'est du rhumatisme d'emblée. Il n'y a même pas trace de rhumatisme antérieur, mais cette dernière raison n'est pas un argument acceptable ; le rhumatisme vrai chronique pouvant d'ailleurs s'établir d'emblée (Bouchard, *Maladies par ralentissement de la nutrition*, 1885).

Si l'hérédité rhumatismale a ici une très grande importance, il n'en est pas de même du rôle du froid et de l'humidité, auquel on reconnaît la même action étiologique dans les autres rhumatismes chroniques et en particulier dans la polyarthrite déformante.

Nous avons d'ailleurs déjà dit que les lésions osseuses et articulaires rencontrées dans notre observation appartenaient au groupe des arthrites déformantes et non aux simples rhumatismes vrais chroniques.

Mais il y a plus ; il y a des arguments tirés des troubles de la nutrition.

Dans le rhumatisme vrai ordinaire il est rare que la nutrition soit très ralentie.

Ces derniers troubles se rencontrent au contraire, d'une façon presque constante dans le troisième groupe de rhumatismes chroniques diathésiques, uricémiques.

Ici encore il nous faut étudier d'abord les points de ressemblance que notre observation présente avec cette catégorie.

Les lésions articulaires ne se ressemblent guère ; cependant il faut noter ici l'atrophie osseuse assez marquée dans notre cas et qui a été signalée au cours du rhumatisme goutteux, les déformations osseuses avec présence d'ostéophytes.

La ressemblance apparaît surtout quand on s'occupe du terrain. Les rhumatismes goutteux arrivent chez les ralentis de la nutrition (Bouchard) ; ils frappent les malades chez qui les échanges gazeux se font mal, chez qui les oxydations restent incomplètes, aboutissant à la mauvaise combustion des déchets de l'organisme et par conséquent à une intoxication lente de ce dernier.

Or, si nous étudions maintenant la nutrition de notre malade par l'examen minutieux des urines, examen chimique et cryoscopique, nous verrons que les phénomènes ainsi observés sont de même nature que ceux qui se rencontrent dans le rhumatisme goutteux ou toxique et qui consistent en un ralentissement de la nutrition avec insuffisance de la dépuration rénale. Il convient d'insister assez longuement d'ailleurs sur cet ordre de faits qui sont d'étude récente et dont il faudra désormais tenir un grand compte dans l'examen analytique ou synthétique des rhumatismes chroniques.

Nous ferons remarquer que ces faits viennent à l'appui de la notion que nous avons mise en relief dans notre introduction : la notion de terrain dans l'histoire des maladies.

Tout d'abord l'examen chimique presque journalier des urines nous montre que la quantité d'urine éliminée chaque jour est à peu près la même, presque normale. L'urée est en assez grande quantité, quoique au-dessous de la normale : 21, 28, 26 en 24 heures.

Les chlorures également sont normaux ou à peu près. Mais les phosphates sont toujours faibles et cela depuis qu'on observe la malade (1.75, 1,26, 1,70 en 24 heures pour 1.300 à 1.400 d'urine). Mais si on examine le coefficient d'oxydation, c'est-à-dire le rapport de l'azote total à celui de l'urée ou du corps le plus complètement oxydé, on trouve ce coefficient constamment plus faible et au-dessous de la normale. C'est ainsi qu'il oscille entre 84 et 87 avant tout traitement.

Qu'indique dès lors ce rapport ? Sinon une nutrition faible, tout au moins une nutrition languissante, puisque le coefficient n'est que de 84,87, alors qu'il devrait être aux environs de 94.

Dans notre observation nous constatons donc un ralentissement de la nutrition comme chez les goutteux.

Et d'ailleurs l'examen cryoscopique de l'urine nous amène au même résultat conclu dans le même sens : nutrition ralentie, insuffisance de la dépuration rénale.

On sait actuellement que le point de congélation d'une dissolution varie pour un même liquide dissolvant suivant la quantité du corps dissous, donc l'abaissement du point de congélation est proportionnel au poids du corps dissous. Ainsi si une urine se congèle à - - 1°30 elle contiendra 130 molécules, alors qu'une autre urine qui se congèle à -- 1°50 contiendra 150 molécules. Or, celles-ci, multipliées par la quantité totale des urines, divisées par le poids du sujet, donnent la diurèse moléculaire totale représentée par la formule :

$$\frac{\Delta\, V}{P}$$

Δ étant le point de congélation, V la quantité totale des urines et P le poids du sujet.

Or, normalement cette diurèse totale oscille entre 3.000 et 4.000, tandis que notre malade ne nous donne comme diurèse moléculaire totale que 2.750 ; c'est donc un chiffre trop faible de diurèse totale, et par conséquent une preuve dirigée dans le même sens que l'examen chimique des urines.

Il y a plus ; dans ce rapport la quantité de chlorure de sodium éliminée intervient également pour abaisser le point de congélation. Or, cette quantité ne doit pas entrer en ligne de compte dans les résidus de la nutrition organique ; et cela par la seule raison que le chlorure de sodium ne fait que traverser l'organisme. Il faut donc soustraire du nombre total des molécules éliminées dans l'urine les molécules qui appartiennent au chlorure de sodium, et cette soustraction faite, l'on obtient alors un nouveau chiffre $\frac{\delta V}{P}$ qui sera l'expression exacte de toutes les molécules élaborées par et dans l'organisme. Ce chiffre de molécules exactes doit être à l'état normal de 2.000 à 2.500. Que trouvons-nous au contraire chez notre malade ? Cette dernière ne présente que 1.100 molécules élaborées dans son organisme ; c'est là un chiffre bien inférieur à la normale. Il indique, d'une part, un ralentissement de la nutrition, altération de l'élaboration des éléments organiques, altération et diminution des oxydations et des combustions. Enfin, en dernier lieu, diminution de l'élimination rénale.

D'ailleurs, MM. Claude et Balthazar ont prouvé que le rapport des molécules totales aux molécules élaborées, c'est-à-dire le rapport de la diurèse moléculaire totale à la diurèse moléculaire, exactement élaborée, peut et doit être considérée comme la mesure des échanges moléculaires et de la perméabilité rénale.

Or, ce rapport que l'on représente par $\frac{\Delta}{\delta}$ est à l'état normal de 1,50 à 1,70. Notre malade, au contraire, nous présente un rapport bien supérieur à ces chiffres normaux ; chez elle le rapport est de 2,50. Il indique donc qu'à côté de la diminution des molécules élaborées, il y a également une rétention dans les canaux épithéliaux rénaux. Il s'ensuit donc qu'il y a insuffisance rénale.

En résumé, tous ces résultats, obtenus par des procédés précis, et peut-être un peu abstraits, ont un intérêt considérable, car ils nous permettent d'affirmer, d'une part, une mauvaise nutrition avec ralentissement des échanges nutritifs et,

d'autre part, une insuffisante élimination des déchets organiques, une insuffisance rénale. Nous retenons et soulignons
ces points, qui prendront une importance encore plus considérable quand nous nous occuperons de la pathogénie et de
la nature du rhumatisme chronique, que présentait notre malade. Qu'il nous suffise de reconnaître pour le moment ce
point de ressemblance avec le rhumatisme diathésique.

Mais si maintenant nous revenons à la description que l'on
fait de cette forme de rhumatisme chronique, quelles différences vont apparaître ? Les lésions anatomiques avec altérations des cartilages inter-articulaires, les lésions osseuses
ne sont nullement le fait du rhumatisme goutteux. Ce dernier s'attaque surtout aux petites jointures et surtout s'accompagne de la présence de dépôts uratiques, de tophus au niveau des articulations des masses lipomateuses au lobule de
l'oreille. Rien de tout cela dans notre cas qui survient chez
une personne d'une vingtaine d'années. Ce n'est guère d'ailleurs à cet âge qu'on peut avoir la goutte.

Si donc l'observation du rhumatisme chronique d'emblée
a de grandes ressemblances avec celle d'un rhumatisme diathésique, puisque dans les deux cas, nous trouvons des troubles de la nutrition, il y a cependant entre elles trop de dis-
semblances locales pour pouvoir les confondre.

Que devons-nous conclure de tout cela ?

Nous venons, en effet, de décrire les trois formes du rhumatisme chronique, classiques depuis les travaux de Teissier et
Rdques. Nous avons cherché à faire entrer dans une de ces
formes une observation clinique de rhumatisme chronique
d'emblée et nous avons vu que cela nous était impossible.

Notre observation présente des caractères qui peuvent la
faire entrer dans chacune des trois différentes formes : elle
présente encore avec chacune d'elles des points de dissem-
blance.

Nous en concluons qu'elle appartient un peu à chacune de ces trois catégories et à aucune d'une façon bien précise.

Nous avons donc acquis un premier résultat au cours de cette discussion. Les formes de rhumatisme chronique, que Teissier considère comme classiques, tout en conservant une valeur clinique d'ailleurs incontestable, ne sont pas suffisantes à grouper tous les cas de rhumatisme chronique.

Il nous reste maintenant à nous demander, dès lors, ce qu'est cette observation intéressante qui nous a permis d'établir nos comparaisons.

Quelle est son étiologie et sa pathogénie ?

Nous avons posé déjà notre diagnostic qui est celui du rhumatisme vrai chronique d'emblée.

Nous sommes fortifié dans cette opinion, si nous nous rappelons les antécédents personnels et héréditaires de notre malade ; nous la connaissons fille de rhumatisant fortement atteint ; ayant eu, à l'âge de 12 ans, une chorée avant sa puberté et plus tard souffrant de migraines fréquentes quand elle était réglée.

Nous n'ignorons pas que la danse de saint Guy est une manifestation fréquente du rhumatisme dans l'enfance et que les migraines sont également l'apanage du rhumatisant adulte. Il y a encore un terrain arthritique dont il faut tenir le plus grand compte ; de sorte que notre malade est à la fois une arthritique et une rhumatisante.

Essayons donc de connaître mieux l'histoire de cette forme spéciale de rhumatisme chronique.

CHAPITRE IV

PATHOGENIE

En somme, de ce qui précède, découle ce fait important au point de vue pathogénique que notre malade avait pour faire du rhumatisme chronique deux conditions suffisantes : 1° le terrain rhumatisant ; 2° le terrain uricémique.

C'est une femme ralentie de la nutrition, occupant une place intermédiaire à toutes celles des rhumatisantes chroniques classiques, auxquelles elle ressemble par des symptômes divers. Nous voulons expliquer maintenant pourquoi cette malade a fait du rhumatisme chronique et comment celui-ci a pu se développer chez elle.

Et tout d'abord, rappelons que certains auteurs dont Teissier, à l'encontre de l'Ecole anglaise, pensent que les syndromes arthropathiques d'origine diathésique, bien que nettement influencés, quelquefois, même exclusivement exaltés par le froid humide, doivent être nettement séparés du groupe des affections rhumatismales communes.

Ils les font entrer dans le groupe des états arthritiques et cette distinction est très importante assurément, au point de vue des indications diététiques et médicamenteuses.

Il faut reconnaître, en effet, que ces arthropathies diathésiques relèvent nettement du terrain uricémique sur lequel elles évoluent. Mais ce sont toujours des arthropathies chroniques et dont l'évolution est bien des fois identique à celle des arthropathies rhumatismales.

Si dans ces dernières, la cause est une infection, dans les premières il s'agit d'une intoxication.

Aujourd'hui encore, on ignore si le rhumatisme vrai est dû à une infection produite par des microbes, ou relève de l'action de poisons solubles ou de toxines sécrétées par des microbes.

Dans ce dernier cas, le rhumatisme relèverait encore d'une intoxication tout comme les arthrites diathésiques, avec la seule différence que dans celles-ci il s'agit d'une auto-intoxication, c'est-à-dire de poisons produits dans l'organisme même.

Si l'on admet avec Packard que le mot rhumatisme n'a d'autre sens que celui d'infection, d'une infection atténuée latente, chronique même si l'on veut ; la question est effectivement tranchée en faveur de Teissier, mais il n'en reste pas moins ce fait de déterminations articulaires possibles d'origine diathésique.

Et cet état arthritiqu, uricémique, sera tout au moins une cause de prédisposition considérable qui pourra s'ajouter au terrain rhumatisant préexistant.

Une lésion goutteuse, par exemple, intra et juxta-articulaire, jouera un rôle prédisposant, constituera un facteur d'appel très important pour les déterminations articulaires du rhumatisme.

On peut parfaitement attribuer au terrain uricémique, en général, à l'arthritisme, le raisonnement que nous venons de faire pour la goutte.

Il y a chez notre malade association de deux états importants, au point de vue des déterminations articulaires. Chacun de ces états pris séparément serait capable de présenter les manifestations du rhumatisme chronique. Existant le plus souvent chez le même individu, ces deux terrains vont s'associer, entremêler et additionner leurs manifestations locales, conduisant ainsi à l'apparition d'un rhumatisme chronique, tel que celui qui est dans notre observation.

Ces quelques notions nous expliquent pourquoi ce rhumatisme chronique est apparu chez une personne jeune à la fleur de l'âge, mais particulièrement et fortement prédisposée par ses antécédents. Elles nous expliquent cette symptomatologie variée, ce mode de début par des poussées très passagères (24 heures au début), revêtant nettement le type vrai rhumatismal ; la localisation, non pas aux petites jointures, mais aux articulations moyennes, l'absence de symétrie des lésions et enfin tous ces caractères qui relèvent du terrain rhumatismal lui-même tenant du rhumatisme vrai, du rhumatisme d'infection. Elles nous expliquent encore ces types de déformation avec lésions osseuses et articulaires de l'arthrite déformante considérée généralement comme étant de nature neurotrophique et relevant du neuro-arthritisme.

Nous avons longuement insisté sur l'état général de notre malade et montré suffisamment qu'elle était une ralentie de la nutrition. Mais cette nutrition incomplète est aussi le propre du rhumatisme vrai. La question de terrain dans tous les cas demeure donc prédominante et dans le nôtre, en particulier, nous est d'un grand secours.

S'agit-il bien d'un rhumatisme primitif d'emblée ou secondaire à des poussées de rhumatisme aigu ?

La malade n'avait jamais eu antérieurement à la première atteinte au poignet droit d'autres douleurs rhumatismales.

Il s'agit de savoir si l'on ne peut interpréter ces poussées successives aux poignets comme des poussées de rhumatismes articulaires aigus.

Nous croyons qu'il s'agit là d'atteintes de rhumatisme arti-

culaire vrai, mais nullement aigu. L'absence de fièvre, l'absence de réaction générale, la localisation de l'atteinte sur
une articulation, sa persistance, les récidives, la marche progressive nous autorisant à croire qu'il s'agit là, tout au plus
encore, de poussées subaiguës. Nous croyons mieux que c'est
là un des modes les plus fréquents du rhumatisme articulaire
chronique d'emblée. Ces légères atteintes répétées qui se loca-
lisent sur les mêmes articulations, qui tout en ne laissant pas
de traces apparentes (au début seulement), s'accompagnent
déjà certainement de lésions profondes qui progressivement
donneront les manifestations du rhumatisme déformant ; ce
sont là les caractères d'une affection chronique primitive.

Cela ne change en rien, d'ailleurs, les formes cliniques du
mal. Il n'y a aucune nécessité à séparer le rhumatisme primitif
et secondaire. Il y a identité clinique de ces diverses formes
(Verhogen).

D'autre part, il faut bien ajouter que si chez notre malade
il y a un rhumatisme d'emblée, les manifestations n'ont pas été
primitives, puisque dans son histoire il y a eu chorée, migraines, toutes manifestations en somme d'un terrain rhumatisant.

Quelle a pu être maintenant la cause déterminante de cette
arthropathie rhumatismale.

On ne parle plus aujourd'hui, des humeurs pécantes qui
ont joué un si grand rôle dans les pathogénies anciennes —
et surtout dans la pathogénie du rhumatisme.

Le rhumatisme primitif ou secondaire est ordinairement
attribué à une infection. La nature de cette infection n'a pas
toujours été déterminée : microbes connus, maladies antérieu-
res, microbes agissant par eux-mêmes ou par des poisons
solubles inconnus ; action directe au niveau des articulations
ou au contraire action indirecte par l'intermédiaire du systè-

me nerveux, voilà autant de pathogénies proposées pour l'explication du rhumatisme chronique.

Chez notre malade nous n'avons relevé aucune trace d'infection antérieure ; pas de maladie antérieure, pas de maladie concomitante. Il faut croire peut-être à une infection, mais enfin l'on ne voit pas trop quel en a été l'agent et quelle en a été la porte d'entrée dans l'organisme.

Cette cause demeure donc bien vague.

Il est une autre cause, au contraire, qui nous séduit davantage et qui peut être tirée, croyons-nous, de cet état de nutrition insuffisante de la malade.

Cette dernière, en effet, en tant qu'arthritique, est également une intoxiquée. Chez elle, il y a accumulation de déchets organiques qui ne sont pas éliminés par suite de l'insuffisance rénale coexistante. Ces deux faits : fabrication de poison dans l'organisme et leur non-élimination, amènent facilement l'auto-intoxication.

Donc il est possible qu'il y ait eu chez notre malade une infection ou plutôt une toxi-infection exogène qui ait pu échapper. En tout cas, il y a eu sûrement auto-intoxication et ces toxines ont pu déterminer des troubles articulaires.

La pathogénie de ce cas serait donc auto-intoxication par ralentissement de la nutrition et insuffisance rénale.

Un auteur, d'ailleurs, a érigé une pathogénie du rhumatisme basée sur des lésions rénales. Il partait de ce fait que dans le rhumatisme blennorragique il y a probablement pour certains cas altération de l'appareil urinaire, lésion rénale et par suite non-élimination de toxines gonococciques, d'où action de ces dernières sur les articulations.

Or, chez les arthritiques, s'il y a néphrite, il y aura rétention des toxines et sous l'action répétée du froid, il pourra y avoir des atteintes répétées de rhumatismes.

Notre malade n'a pas, il est vrai, de néphrite interstitielle, mais il n'est pas nécessaire qu'une lésion existe au filtre rénal ; une insuffisance rénale purement fonctionnelle doit suffire et nous savons que dans le cas qui nous occupe cette insuffisance rénale était manifeste.

En un mot, chez notre malade, s'il faut trouver une cause efficiente et déterminante des manifestations articulaires, on peut la trouver dans cette intoxication de l'organisme liée, d'une part au terrain de mauvaise et insuffisante nutrition, d'autre part à l'insuffisance rénale fonctionnelle.

Cette notion est d'une importance capitale puisqu'elle nous permettra de comprendre l'évolution progressive et envahissante de la maladie et aussi l'inefficacité des médicaments qui ne s'adressent pas à la cause du mal.

Qu'est-ce qui détermine cette chronicité du rhumatisme ? Il faut admettre ici une intoxication lente mais prolongée, une action progressive de toxines accumulées lentement dans l'organisme.

Quel a été le rôle du froid et de l'humidité dans la genèse de cette affection ? Le froid humide agissant seul, mais d'une façon prolongée, peut intervenir par l'intermédiaire d'agents infectieux ; mais le plus souvent, son action est tout autre. Et, comme le disait récemment notre maître, M. le professeur Carrieu, dans une leçon clinique : une habitation froide, l'humidité, voilà les conditions bien propres à troubler le fonctionnement de la peau, à provoquer la défaillance d'un émonctoire, le rein par exemple. C'est ainsi que de nombreuses néphrites se produisent dans les pays froids.

Ainsi, le brusque coup de froid que l'on trouve si souvent à l'origine d'une atteinte de rhumatisme n'agit pas autrement qu'en empêchant l'élimination normale des toxines par la peau et en forçant les reins à un travail exagéré qui les fatiguera et les rendra bientôt insuffisants.

Tout contribue donc à nous faire considérer ce rhumatisme comme d'origine toxique.

Quant au mode d'action de ces toxines, il est surtout hypothétique et il faut encore admettre l'intervention du système nerveux pour expliquer ces déformations qui sont d'ordre neurotrophique.

En résumé, ce qui domine la pathogénie du cas qui nous occupe, c'est le terrain. La malade est une arthritique avec antécédents rhumatisants. Sous l'action du froid et de l'humidité, il y a eu insuffisance rénale plus prononcée et rétention des toxines relevant de l'auto-intoxication habituelle de ces malades. L'action de ces toxines et leur localisation ont été favorisées et guidées par le terrain rhumatisant de la malade. Les toxines faiblement accumulées progressivement n'ont pu donner que des manifestations lentes chroniques.

Toute l'histoire de la malade s'explique par son état arthritique à tendance rhumatismale. De ces deux notions, on peut déduire des indications thérapeutiques utiles.

DÉDUCTIONS PRATIQUES

Toutes les longues discussions précédentes nous conduisent à un résultat pratique.

C'est qu'en effet si les médicaments employés ordinairement dans les cas de rhumatisme, ont échoué dans le cas qui nous occupe, c'est qu'ici, plus que partout ailleurs, la thérapeutique, pour être utile, doit s'adresser à la cause même du mal.

Or, ici, les indications doivent être tirées des notions pathogéniques que nous avons mises en lumière et qui nous permettront d'être bref : *Mauvaise nutrition, insuffisance rénale, terrain rhumatismal.*

Il faut s'adresser en effet aux modificateurs de la nutrition et tâcher d'expulser sinon de neutraliser les toxines continuellement produites par l'organisme. Les modificateurs les plus puissants de la nutrition générale se rencontrent bien dans quelques produits de la matière médicale, mais ils se trouvent surtout dans les agents physiques qui nous entourent.

On pourra donc faire prendre l'huile de foie de morue, les iodures, l'arséniate et tous les oxydants, depuis le bicarbonate de soude jusqu'à l'eau oxygénée et à l'hopogan ; mais l'air, le soleil, la chaleur, l'électricité, les eaux thermales, ont encore une action plus efficace.

Dans nos climats, l'héliothérapie est facile ; on peut employer les bains d'air chaud, les frictions sèches, etc.

Les courants de haute fréquence activent les échanges nutritifs et régularisent l'action du système nerveux si profondément atteint dans toutes les maladies chroniques.

Enfin, l'hydrothérapie, les eaux thermales, dont l'action tonique est évidente, remplissent également les indications principales de notre traitement et seront d'un grand secours pour obtenir un résultat thérapeutique satisfaisant.

CONCLUSIONS

1° L'observation que nous présentons ne peut être groupée dans aucune des formes nettement décrites du rhumatisme chronique ; elle présente une partie des caractères de chacune de ces catégories.

2° C'est une observation de malade atteinte de rhumatisme vrai chronique d'emblée.

3° La pathogénie en est assez complexe et paraît dominée par la notion du terrain. Ce terrain est essentiellement arthritique, avec tendance plus marquée aux manifestations articulaires, par les antécédents héréditaires et personnels de la malade ; l'auto-intoxication étant d'ailleurs favorisée par une insuffisance rénale.

4° Ces notions de terrain fournissent des indications importantes pour le traitement.

BIBLIOGRAPHIE

ABRAHAMS. — Les f. de l'arth. chroniq. déformante. British med. Journ., 1905.

ARLOING. — Congrès de la tuberculose, 1892.

BANNATYNE. — Lancet, 28 novembre 1896.

BARBIER. — Société médicale des hôpitaux, 3 avril 1903.

BARIÉ. — Le cœur dans le rhumatisme chronique (VIIe Congrès français de médecine, Paris, 1897).

BARJON. — La radiographie appliquée à l'étude des arthropathies déformantes. Paris, 1897.

BAUMLER. — XVe Congrès méd. interne. Berlin, 1897.

BEZANÇON. — Pseudo rhumatismes tuberculeux. (Société médicale des hôpitaux, 18 octobre 1901 et 12 juin 1903.)

BOUCHARD. — Assoc. franç. p. avancem. d. sciences. Marseille, 1891.

BOURCY. — Des déterminations articulaires, etc. Thèse de Paris, 1883.

CHARRIN. — Leçon de pathogénie appliquée, 1893.

CLAISSE. — Société médicale des hôpitaux. 23 décembre 1904.

COUSIN. — Thèse 1890. Quelques symptômes communs aux rhumat. chroniq. et affect. nerveuses.

DAVICHON. — Paris, 1902.

DESTOT. — Caractères radiograph. comparés de la goutte, du rhumatisme chronique et de la tuberculose. *Lyon-Médical*, 1897, n° 38.

DESTOT et BARJON. — *Lyon-Médical*, 1897, n° 10.

GAULEJAC (DE). — Nouv. étude anat. path. des lésions articulaires myopathiques. *Gazette des Hôpitaux*, 1901, n° 13.

DUQUESNOY. — Rhumat. noueux chroniques chez l'enfant, 1904.

GRANDCLÉMENT. — *Lyon-Médical*, 2 avril 1905.

GRIFFON. — Soc. méd. des Hôpitaux. 12 juin 1903.

KLIPPEL. — Bull. soc. anat., 1887.

LANCEREAUX. — Clin. méd , 1892.

LANNELONGUE. — Complications articulaires chez un lupique traité
par la lymphe de Koch. *Bull. Médical*, 1890.

LÉPINE. — Sur l'anaphylaxie. (*Semaine Médicale*, 1905.)

MAILLAUD. — OEuvre médico-chirurgicale.

MARFAN. — Traité des maladies de l'enfance.

MÉRY. — Le rhumatisme chronique chez l'enfant. *Gazette des Hôpitaux,* 1903, no 46.

MASSALMYA DE PADOUE. — Ve Congrès Soc. italienne. Rome, 1892.

MARCOMO. — Sur la polyarthrite déformante dans l'enfance. *Rev.
mens. des malad. de l'Enfance*, vol. XIX. Juin 1905.

PERDRIZET. — Th. Lyon, 1904.

PAGÈS. — Soc. méd. Montpellier, 1905.

PONCET. — De la polyarthrite tuberculeuse déformante. (IIe Congrès
de chirurgie. Paris, 1895).

- Rhumatisme tuberculeux. Acad. de méd. de Paris, Juil. 1901.

— — — — Oct. 1901.

— Rhumatisme tuberculeux abarticulaire. (*Lyon - Médical*,
1903, n° 17).

— Rhumatisme tuberculeux ankylosant. (Soc. méd. des Hôpitaux, Juil. 1903.)

— Rhumatisme tuberculeux polyarticulaire aigu. (*Gazette des
Hôpitaux*, n° 148, 1904.)

POTAIN. — Des déformations dans le rhumatisme chronique osseux.
(*Semaine médicale*, 1896.)

PRIBRAM. — Chronischer gelenk rheumatismous ùnd osteoarthritis
déformans (Vienne, 1902).

POYNTON. — XIVe Congrès de médecine. Madrid, 1903.

ROMME. — Press. med., 1903.

RIEBOLD. — Zùr Kenntniss der complicationen der polyarthritis
rheumatic. Deutsch arch. f. klin. Med. 1905.

SACCHARGIN. — Deutsch med. Wochenschr., 1894.

STILL. — Med. chir. Transactions. London, 1905.

STOKMAN. — Edim. med. Journ. 1904.

SCHULLER. — Berlin Klin. Wóchensch., 1900.

Senator. — Ueber chronisch ankylosirumde spondylitis. Berl. Kl. Wochenschr. 1899, n° 417.

Teissier. — Les formes cliniques du rhumatisme chronique. Congrès de Liège, 1905.

Triboulet et Coyar. — Le rhumatisme articulaire aigu. Paris, 1900.

Veil. — Traité maladies enfance.

Verhogen. — Les formes cliniques du rhumatisme chronique. Congrès de Liège, 1905.

Vierordt. — In Handbuch der inn. Medizin de von Mering, 1903.

Wiart et Coutelas. — Arthropathies tuberculeuses. *Revue de la tuberculose*, févr. 1905.

TABLE DES MATIÈRES

www.ingramcontent.com/pod-product-compliance
Ingram Content Group UK Ltd.
Pitfield, Milton Keynes, MK11 3LW, UK
UKHW020045100726
13658UKWH00004B/1554